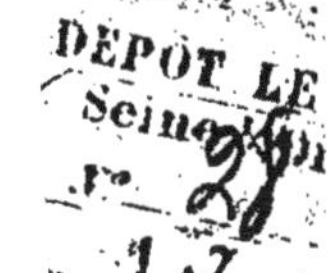

PUBLICATIONS DU *PROGRÈS MÉDICAL*

DE LA

PSEUDO-PARALYSIE GÉNÉRALE

D'ORIGINE SYPHILITIQUE

PAR

Le Dr A. FOURNIER

Médecin de l'hôpital Saint-Louis,
Agrégé de la Faculté.

Leçon recueillie par E. BRISSAUD, interne des hôpitaux

PARIS

Aux bureaux du PROGRÈS MÉDICAL | V. A. DELAHAYE et Cie, Libraires-Éditeurs
6, rue des Écoles. | Place de l'Ecole-de-Médecine.

1878

PUBLICATIONS DU *PROGRÈS MÉDICAL*

DE LA

PSEUDO-PARALYSIE GÉNÉRALE

D'ORIGINE SYPHILITIQUE

PAR

Le Dr A. FOURNIER

Médecin de l'hôpital Saint-Louis,
Agrégé de la Faculté.

Leçon recueillie par E. BRISSAUD, interne des hôpitaux

PARIS

Aux bureaux du PROGRÈS MÉDICAL | V. A. DELAHAYE et Cie, Libraires-Éditeurs
6, rue des Écoles. | Place de l'École-de-Médecine.

1878

PSEUDO-PARALYSIE GÉNÉRALE

D'ORIGINE SYPHILITIQUE

... C'est à dessein, Messieurs, que j'ai laissé de côté jusqu'à présent, pour vous en parler avec tout le soin, tous les détails qu'elle comporte, une question des plus graves et des plus controversées, celle de la paralysie générale d'origine syphilitique.

La paralysie générale peut-elle être, oui ou non, une conséquence de la syphilis ? Existe-t-il, oui ou non, une paralysie générale qui puisse être rapportée à la syphilis comme cause ? Tel est le problème que je me propose de discuter aujourd'hui devant vous.

I

Si vous consultez sur ce point l'état actuel de la science, vous n'y trouvez, au milieu d'opinions diverses et contradictoires, qu'obscurités et confusion.

Ainsi — commençons par le dire — pour la plupart des pathologistes la question que nous allons débattre n'existe même pas. Elle ne se pose même pas pour eux, tant ils sont éloignés de croire, de soupçonner qu'un rapport quelconque puisse exister entre la syphilis et la paralysie générale. De cela voulez-vous la preuve? Parcourez les traités généraux ou spéciaux, voire bon nombre de monographies dues à de savants aliénistes, et voyez comment y figure la syphilis au chapitre de l'étiologie. Tantôt il n'en est même pas question. Tantôt, cela est vrai, elle se trouve signalée, comme cause possible de paralysie générale, mais signalée comment? D'un mot et comme à regret. L'auteur ne fait que la mentionner en passant, à l'écart, et simplement pour se tenir en garde contre le reproche — éventuellement possible à la rigueur — d'une omission. Pour qui sait lire entre les lignes, cela veut dire qu'il ne croit pas ou qu'il ne croit guère à cette cause et qu'il en parle uniquement par pur acquit de conscience.

Du reste, causez entre médecins de cette paralysie générale de provenance syphilitique et vous rencontrerez à son égard, je vous l'affirme en connaissance de cause, une défiance presque universelle.

Très-peu de nos confrères se prêtent à l'idée de faire dériver jamais la folie paralytique de la vérole et de la lui rattacher comme symptôme.

A cette manière de voir opposons tout aussitôt une opinion diamétralement inverse. Quelques auteurs (peu nombreux, il est vrai) ont avancé que la paralysie générale reconnaît la syphilis comme cause dans la grande majorité des cas. A les en croire, la syphilis figurerait comme cause principale, essentielle, dans la pathogénie de cette dernière affection (1).

---

(1) « ... Dernièrement on a émis l'idée que *tous* les cas de paralysie générale des aliénés doivent être attribués à la syphilis. C'est là une hypo-

Enfin, une opinion moyenne, intermédiaire, si je puis ainsi dire, plus modérée et plus sage (à mon gré tout au moins), a été présentée et défendue par un praticien d'un grand talent, M. le Dr Coffin. D'après ce distingué confrère, la syphilis serait la cause la plus fréquente d'un *certain ordre* de paralysies générales, de celles qu'il appelle *précoces*, c'est-à-dire faisant leur apparition dans la jeunesse, entre 25 et 35 ans. Cette opinion du Dr Coffin repose sur un grand nombre d'observations très-soigneusement recueillies et étayées pour quelques-unes de l'autorité de MM. Blanche et Magnan (1).

Comme vous pouvez en juger par ce rapide aperçu, nous voici donc aux prises, Messieurs, avec une question des plus controversées, avec un véritable conflit de doctrines adverses. Aurons-nous moyen de nous tirer de cette passe périlleuse et de dégager la vérité au milieu des difficultés multiples de ce grave et important sujet? Peut-être oui, si nous envisageons les faits cliniques comme ils méritent de l'être, c'est-à-dire sans parti pris, sans idées préconçues, sans préférence anticipée pour telle doctrine plutôt que pour telle autre? Essayons de procéder ainsi.

II

Si l'on analyse attentivement les faits qui ont été donnés comme exemples de paralysies générales *syphilitiques*, on

thèse très-invraisemblable, mais qui, peut-être, a cela de bon qu'elle a appelé dans ces derniers temps l'attention des médecins sur cette circonstance étiologique importante dont on ne tenait peut-être pas assez compte jadis. » (W. Griesinger, trad. de Doumic, Paris, 1873, p 229.)

(1) Comptes-rendus des travaux de la Société des Ve et XIIIe arrondissements de Paris, 1868. — Communication orale.

arrive bientôt et facilement à se convaincre qu'ils se distribuent d'une façon toute naturelle en deux groupes, en deux séries.

Les uns sont évidemment relatifs à des paralysies générales vraies, incontestables, ayant présenté les symptômes les plus classiques de cette terrible maladie, en ayant présenté l'évolution usuelle, voire les lésions caractéristiques. Ce sont là bel et bien, au-dessus de toute contestation possible, des exemples de *paralysies générales survenues chez des sujets syphilitiques*.

Un second groupe comprend des cas d'un autre genre, offrant bien encore la plupart des attributs de la paralysie générale, mais différant de cette dernière par des traits nombreux et variés. Les faits de ce genre — cela est indéniable — ressemblent par certains côtés à la paralysie générale, jusqu'à s'en rapprocher parfois d'une façon surprenante ; et cependant ils s'en éloignent, s'en séparent, s'en différencient par d'autres caractères, au point qu'il est impossible de les confondre avec elle, de les assimiler à cette dernière entité pathologique.

Ces deux catégories de faits demandent à être examinées et discutées séparément. Un mot d'abord sur la première.

1. Il est certain qu'on a observé des paralysies générales sur des sujets syphilitiques. Personne n'y contredit. Les dissidences et les controverses commencent seulement alors qu'il s'agit d'interpréter de tels faits et d'en établir la pathogénie.

Pour les uns, ce seraient là purement et simplement des paralysies générales ordinaires, accidentellement survenues chez des sujets syphilitiques. La syphilis n'y figurerait que comme coïncidence éventuelle et non à titre étiologique ; elle ne serait pour rien dans le développement des phénomènes cérébraux.

Pour d'autres, au contraire, la vérole aurait ici une influence pathogénique ; ce serait-elle qui aurait déterminé *de son fait*, par son action propre, la production des accidents de méningo-encéphalite.

Le problème se trouvant posé dans ces termes, il semblerait que la solution dût s'en trouver dans une question de chiffres. Et, en effet, de deux choses l'une :

Ou bien la paralysie générale se produit chez les syphilitiques avec une fréquence marquée ; et le seul fait de cette fréquence témoigne d'une relation nécessaire entre ces deux facteurs : syphilis et paralysie générale ;

Ou bien la paralysie générale ne s'observe que rarement, exceptionnellement, dans la syphilis ; et alors il n'est plus de lien, de rapport pathogénique à établir entre ces deux états morbides ; la pure coïncidence de hasard reprend tous ses droits.

Or, dans l'espèce, Messieurs, la question de chiffres ne résout rien, et voici pourquoi :

C'est que, si la paralysie générale s'observe bien chez les syphilitiques, elle ne s'y observe que quelquefois, *quelquefois* seulement, c'est-à-dire, au total, trop peu souvent pour qu'on soit autorisé à la considérer comme un résultat, un effet manifeste de la vérole. Il est avéré que la syphilis aboutit parfois à la paralysie générale ; mais c'est tout, et elle n'y aboutit pas d'une façon qui soit assez habituelle pour devenir significative, pour attester par évidence numérique un rapport de causalité.

Donc, le problème reste sans solution. Et tout ce qu'il nous est permis de dire à ce propos, dans l'état actuel de nos connaissances, se réduit à ceci :

1° Rationnellement, il est très-acceptable que la syphilis puisse avoir une part étiologique dans la production de la paralysie générale. — Une diathèse en effet qui, comme la syphilis, influence aussi énergiquement et aussi profondément l'ensemble de l'organisme, une diathèse susceptible comme elle de troubler, de bouleverser le système nerveux, est certes bien faite pour prendre rang au nombre des causes capables de déterminer la paralysie générale.

Notez d'ailleurs que, dans cette manière de voir, la syphilis n'agirait pas comme cause spécifique, mais simplement comme influence perturbatrice vulgaire, c'est-à-dire au même titre que tant d'autres influences banales inscrites à l'étiologie de la folie paralytique et acceptées sans discussion. De même que nous la voyons parfois déterminer la phthisie pulmonaire par l'action dépressive, anémiante, débilitante, qu'elle exerce sur l'économie, de même ici elle favoriserait ou déterminerait l'affection cérébrale grâce aux troubles importés par elle dans le système nerveux.

2º Mais, si ce mode d'action de la diathèse est admissible théoriquement, il ne constitue encore qu'une hypothèse, qu'une vue *a priori*, dont la démonstration clinique nous fait absolument défaut. Tel est l'état des choses.

Au surplus, d'ailleurs, ce n'est là, Messieurs, que le petit côté de la grave question que nous avons à débattre. Venons à un second point, bien autrement important et pratique.

2. Je vous ai dit qu'on observe dans la syphilis un certain nombre d'états qui se rapprochent singulièrement comme ensemble symptomatologique de la paralysie générale et qu'on serait tenté au premier abord de rapporter à cette dernière maladie. Mais je vous ai dit aussi que ces états, à une analyse attentive, se différenciaient, se séparaient de la paralysie générale par des caractères importants qui ne permettent pas une assimilation, une confusion de ce genre. Ce sont les cas de cet ordre, voisins mais différents de la folie paralytique vulgaire, que j'ai essayé de qualifier le plus simplement possible sous une dénomination nou-

velle, celle de *Pseudo-paralysie générale d'origine syphilitique*. Et c'est d'eux qu'il me reste à vous parler actuellement.

Vous connaissez tous, Messieurs, la paralysie générale commune. Inutile donc de vous en tracer ici le tableau. Je vous
rappellerai simplement qu'elle se compose : 1° comme phénomènes essentiels et de premier rang, de *troubles intellectuels* et de *troubles moteurs*, les uns et les autres de no-
tion trop vulgaire pour que j'aie à en faire la description ;
— 2° Comme phénomènes de seconde ligne, de symptômes
variés, tels que : vertiges, céphalalgie ; ictus congestifs ;
accès épileptiques ; accès maniaques ; troubles sensoriels, etc.

Or, cet *ensemble* morbide, la syphilis le réalise quelquefois pour son compte et de son fait. Sans doute, ainsi que
nous le verrons dans un instant, elle ne le réalise pas, elle
ne le reproduit pas trait pour trait, d'une façon absolument
complète, absolument exacte, fidèle et photographique, si
je puis ainsi parler. Mais elle le reproduit tout au moins
d'une façon approximative, par les gros côtés, par les caractères les plus saillants, les plus apparents.

C'est ainsi qu'on rencontre parfois dans la syphilis cérébrale des types symptomatologiques plus ou moins com-
plexes, se décomposant à l'analyse de la façon suivante :

1° D'une part, *troubles intellectuels*, sous telles ou telles
des formes que je me suis appliqué à vous décrire précé-
demment, à savoir : excitation cérébrale simple ; exalta-
tion, excitation incohérente ; excitation avec mélange d'hébétude ; délire ; délire maniaque, etc. ;

2° D'autre part, *troubles moteurs* variés, dont les plus
remarquables dans l'espèce consistent (comme pour la paralysie générale vulgaire) en une *incertitude des mouvements sans paralysie*; incertitude motrice se traduisant
par la maladresse des mains, les ébranlements subits d'é-
quilibre, les oscillations et les titubations de la marche,

les hésitations de la parole, le balbutiement, etc. — Parfois encore à ces troubles spéciaux s'ajoutent d'autres phénomènes non moins remarquables, tels que : le *tremblement*, symptôme musculaire d'importance majeure en pathologie cérébrale, et certaines *parésies partielles*, soit éphémères, soit plus ou moins durables.

3° Joignez à cela, comme phénomènes plus variables, quelques autres symptômes empruntés aux formes diverses qu'est susceptible d'affecter la syphilis cérébrale, à savoir : troubles d'ordre congestif, lourdeurs de tête, douleurs de tête, éblouissements, étourdissements, vertiges; — troubles sensoriels, spécialement vers la vue et l'ouïe ; — accès épileptiques ou épileptiformes ; — ictus résolutifs ou apoplectiques, etc.;—et vous aurez constitué de la sorte, par cette réunion, cette association de symptômes, un ensemble morbide qu'il est assez commun de rencontrer comme expression d'un état cérébral d'origine syphilitique. Voilà, en un mot, un des types possibles de la syphilis du cerveau.

Or, mettez maintenant cet ensemble pathologique, ce type morbide, en regard de la paralysie générale, et comparez. N'est-ce pas de part et d'autre le même ordre de phénomènes ; n'est-ce pas de part et d'autre le même groupe, la même réunion de symptômes ? Est-ce que ce type de syphilis cérébrale ne rappelle pas, ne reproduit pas la paralysie générale vulgaire, celle que nous rencontrons si fréquemment dans les hospices ou les asiles d'aliénés ?

Au surplus, pour ne laisser aucun doute dans vos esprits, laissez-moi vous placer sous les yeux un spécimen du genre. Le voici, très-fidèlement copié sur nature.

Un homme d'une quarantaine d'années, syphilitique depuis neuf à dix ans, commence par éprouver de violents accès d'épilepsie convulsive, en même temps que des exos-

toses multiples se manifestent sur le frontal et les os voisins. Le bromure de potassium est d'abord administré sans
succès. Mieux inspiré, un autre médecin prescrit l'iodure,
et les accidents sont aussitôt réprimés.

Se croyant guéri, le malade abandonne prématurément
la médication spécifique. Il expie bientôt sa faute par l'invasion de phénomènes nouveaux, portant surtout sur les
fonctions intellectuelles. Méconnus comme nature et sou-
mis de nouveau à l'action du bromure de potassium, ces
troubles ne font que s'accroître. Plusieurs mois plus tard,
je suis appelé à examiner le malade avec deux de mes col-
lègues, et nous le trouvons dans l'état suivant :

C'est un homme en état d'excitation incohérente et d'hébétude tout à la fois. Ainsi, il ne se rend que très-impar-
faitement compte du motif qui réunit plusieurs médecins
autour de lui. Quand nous l'interrogeons sur sa santé, il
nous répond à peine quelques mots évasifs à ce sujet, puis
commence le récit d'une aventure de chasse, qu'il nous ra-
conte avec une animation et une volubilité excessives.
Nous le laissons parler. A cette première histoire en succède bientôt une autre, qui s'enchevêtre avec une troisième,
laquelle en appelle une quatrième, et ainsi de suite. Chacun
de ces récits a un fond de vérité, de raison, de cohérence ;
mais l'incohérence et la déraison résident dans le fait
même de ces narrations successives hors de propos et
n'ayant aucun trait à la situation actuelle.

La parole (que cette loquacité exubérante ne permet d'é-
tudier que trop facilement) est libre et claire, mais brève,
saccadée, heurtée, entrecoupée de temps à autre (comme
dans la paralysie générale) d'hésitations, de balbutiements,
d'arrêts sur un mot ou sur une syllabe.

L'attitude n'est pas moins étrange ni moins caractéristique. Ainsi, pendant qu'il nous parle, le malade, évidemment
dominé par un besoin irrésistible de mouvement, change
de place à toute minute. Assis d'abord entre nous, il se lève

soudain pour parcourir le salon à grands pas. Il va prendre place sur un canapé à l'extrémité de la pièce, puis se promène de nouveau, prend une chaise, la quitte bientôt pour une autre, et ne cesse de voyager ainsi dans toute la chambre pendant la durée de notre visite.

Nous apprenons par des renseignements divers que l'intelligence s'est notablement altérée, obscurcie, abaissée, depuis quelques mois. Comme dans la paralysie générale, le début de l'affection a été particulièrement signalé par des troubles moraux : changement de caractère, d'humeur, d'habitudes ; renoncement aux occupations journalières, aux travaux comme aux plaisirs qui composaient la vie antérieure ; apathie progressive, avec accès de suractivité intellectuelle et physique. Peu à peu, le malade est devenu indifférent à toutes choses : commerce, affaires, politique, arts, intérêts personnels, etc. Il ne s'est plus occupé ni de sa famille, ni de ses parents, ni de ses amis ; il témoigne même vis-à-vis des siens une antipathie et une défiance non motivées, alors qu'il accorde sa sympathie et sa confiance à des personnes étrangères ou presque inconnues.— La volonté s'est affaissée à l'égal de l'intelligence. Une docilité enfantine est la disposition prédominante, habituelle ; mais elle fait place par moments à des stades d'irritabilité excessive, à des emportements, des colères, voire des vio-lences sans raison.

Malgré un extrême désordre de paroles et d'actions, le malade n'a pas de délire, à proprement parler ; il n'a pas surtout de conceptions délirantes, spéciales et suivies. Dans les extravagances qu'il commet journellement, il est, si je puis m'exprimer ainsi, plutôt *impulsif* que délirant. Notons spécialement qu'il n'a jamais manifesté d'idées ambitieuses. Tout au plus met-il quelque emphase dans le récit de ses exploits de chasseur, mais ce n'est là, à tout prendre, qu'un symptôme bien léger. — La mémoire s'est affaiblie notablement dans ces derniers mois ; mais, chose singulière et bien des fois remarquée déjà, elle reste vive et nette pour les faits anciens, alors qu'elle retient à peine les faits récents ou actuels. — Enfin, d'une façon générale, l'intelligence a subi une dépression telle qu'aujourd'hui le malade ne serait certainement plus capable de gérer son commerce, de s'occuper de ses affaires, ni même de se conduire sans l'assistance de sa femme et de ses parents. Sa vie intellectuelle ne se compose plus que d'une série de réminiscences éloignées qu'il évoque à tout propos (non moins que hors de propos), dont il parle sans cesse et qu'il prodigue à tout venant.

En outre, le malade paraît avoir éprouvé dans ces derniers temps trois crises maniaques, véritablement maniaques, de courte durée, pendant lesquelles il a été en proie à une agitation excessive, avec délire, extravagances continuelles de paroles et d'actions, colères, menaces, violences, etc. On ne l'a calmé qu'en l'obligeant par force à se coucher. Alors seulement, il s'est apaisé par degrés, et a été pris d'un long sommeil. Puis, à la suite de chacune de ces trois crises, il est resté au lit pendant plusieurs jours, sans vouloir consentir à se lever, sans articuler un seul mot, sans prendre la moindre nourriture.

Nous analysons avec soin la motilité et constatons (comme dans la paralysie générale) l'absence de tout symptôme paralytique ; mais, de même aussi que dans la paralysie générale, nous observons certains troubles d'un genre spécial. Ainsi, la main, qui serre avec beaucoup de force, est cependant maladroite dans les actes habituels de la vie, par exemple pour manger et pour écrire (1). La marche est libre, facile, et le malade dit

---

(1) Des lettres du malade nous ont été montrées à une époque ultérieure. L'écriture en était parfois incorrecte, et le sens très-habituellement défectueux. On y remarquait des omissions assez fréquentes portant sur un mot ou un fragment de mot, quelquefois aussi des phrases tronquées et sans suite. Mais le fait le plus frappant consistait, d'une part, dans le *décousu* de la

qu'il ferait bien encore « dix lieues par jour. » Cependant, de temps à autre, des oscillations d'équilibre, des saccades, des faux pas, témoignent de défaillances soudaines et passagères dans le système locomoteur. — Nul tremblement, il est vrai, de la langue ni des lèvres ; mais trépidation musculaire très-évidente dans l'avant-bras, alors que le membre est maintenu dans la situation horizontale.

Enfin, quelques autres phénomènes nous sont encore fournis par un examen minutieux. Ce sont, à ne citer que les principaux : des accès assez fréquents de « lourdeur de tête » plutôt que de céphalalgie véritable; des vertiges passagers ; un affaiblissement marqué de la vue depuis quelques mois ; une extinction presque complète des désirs vénériens et de la puissance virile.

Du reste, santé générale excellente et intégrité absolue de toutes les fonctions. Cependant le malade, paraît-il, a quelque peu maigri dans ces derniers temps. — Appétit plus que normal, exagéré, presque vorace par instants. — Diarrhées fréquentes, par ingestion surabondante d'aliments.

Eh bien, Messieurs, que vous en semble ? Ne retrouvez-vous pas dans le tableau que je viens de vous présenter nombre de symptômes qui composent la scène usuelle de la paralysie générale ? Ne retrouvez-vous pas aussi et surtout un certain ensemble, une certaine association de phénomènes, qui rappelle au plus haut degré cette dernière entité morbide ?

Or, je vous le répète, des cas de ce genre, des cas semblables à celui que je viens de vous relater ne sont pas absolument rares chez nos malades, tant s'en faut. Et plus

---

lettre qui ne semblait pas répondre à une intention nette, lucide; et, d'autre part, dans le laisser-aller, le sans-gêne du malade, prenant pour écrire tout ce qui lui tombait sous la main, un chiffon de papier maculé, un bout de journal, etc.; « ce qui en tout autre temps, nous disait sa femme, eût été considéré par lui, homme du monde, comme une infraction des plus graves aux lois du savoir-vivre. »

d'une fois vous rencontrerez la syphilis cérébrale sous des formes qui, tant par le caractère de leurs manifestations que par le concours de ces manifestations, se rapprochent *cliniquement* du type pathologique dit paralysie générale des aliénés. Il y a plus même. Ce n'est pas seulement une analogie, une ressemblance clinique qui se trouve en cause ici; c'est aussi une analogie, une ressemblance *anatomique*. Vous allez en juger.

Quelques autopsies de sujets syphilitiques, affectés comme je viens de le dire, ont été faites déjà par divers médecins et par moi. Qu'ont-elles révélé? Exactement les mêmes localisations morbides que dans la paralysie générale. À savoir : d'une part, lésions des méninges, devenues épaisses, hyperplasiées, opaques, coriaces, etc, ; — et d'autre part, lésions de la substance grise, devenue fortement adhérente aux méninges (symphyse méningo-cérébrale), et de plus altérée à des degrés divers, infiltrée, ramollie, dissociée, dégénérée, etc.

Rien ne manque donc à l'analogie, à l'identité *apparente* de ces cas de paralysie générale syphilitique avec la paralysie générale vulgaire. Symptômes et lésions, tout concourt ou semble concourir à rapprocher, à confondre ces deux états morbides. Et ce n'est pas sans raisons valables, il nous faut le reconnaître, qu'en présence de tels faits, certains auteurs ont pu dire : « Voici la syphilis aboutissant à la paralysie générale; voici la paralysie générale de provenance syphilitique. »

Eh bien non, cependant, Messieurs, ce n'est pas là de la paralysie générale, et les faits dont je viens de vous entretenir n'ont avec cette dernière maladie qu'une identité spécieuse, bien plus apparente que réelle. Je vous ai montré comment et jusqu'à quel point ils s'en rapprochent; laissez-moi vous dire maintenant comment et en quoi ils en diffèrent.

III

Sans doute, dans les deux états morbides qui nous oc-
cupent, les titres, les étiquettes des symptômes et des lésions sont bien les mêmes de part et d'autre. Mais il n'y a
identité que dans les titres, les qualificatifs, de généralité
trop compréhensive pour ne pas embrasser sous le même
terme des états morbides ou anatomiques plus ou moins
différents. Allons plus avant, allons au fond des choses;
analysons, scrutons les faits en détail, et nous allons reconnaître des différences importantes, essentielles, ma-
jeures, ne permettant pas d'assimiler à la paralysie générale vulgaire la pseudo-paralysie générale de la vérole.

C'est ce dont vous laissera convaincus, je l'espère, la
discussion qui va suivre.

1. D'abord, les troubles intellectuels qu'on observe chez
nos syphilitiques ne sont pas — tant s'en faut — la repro-
duction exacte de ceux qui se produisent dans la paralysie générale.

Nos syphilitiques en question ici sont bien des malades
en état d'excitation cérébrale, d'excitation avec hébétude,
de délire, voire passagèrement de délire maniaque. Ils sont
bien, suivant les formes de leur état intellectuel, exaltés,
extravagants, incohérents, ou bien déprimés, abrutis,
presque idiots. Mais, au total, ils ne sont que cela, et ils
n'offrent pas de troubles délirants particuliers, spéciaux,
comme dans la paralysie générale.

Or, tout autre est la modalité des troubles intellectuels
dans la paralysie générale, modalité tout à fait caractéristique sous les diverses formes qu'ils peuvent affecter. Ce
qu'on observe, en effet, dans cette dernière maladie, à ne
prendre que les types les plus communs, les plus usuels, est

ceci : au début, tout d'abord, un délire expansif ou lypéma-
niaque, très-bien défini et spécifié par M. Lasègue dans un
travail magistral que vous connaissez tous ; puis, plus
tard, un délire plus spécial encore, délire de grandeur, de
vanité ou d'ambition satisfaite (*Mégalomanie*). Il suffit
d'avoir observé de tels troubles phsychiques un certain nombre de fois pour conserver en souvenir leur physionomie
propre, leur allure particulière, tant elle est frappante et
caractéristique. Quoi de plus spécial, en effet, que l'état
mental de ces malades si *satisfaits* d'eux-mêmes, si satisfaits de leur santé, de leur personne, de leur fortune, de
leurs talents ? Quoi de plus spécial que les conceptions bi-
zarres de ces « fous heureux », comme on les a appelés, qui
se croient les favoris du sort, qui se disent grands artistes,
grands seigneurs, princes, présidents, rois, prophètes, etc.,
qui nagent dans les richesses, qui sont sans cesse occu-
pés de projets gigantesques, « celui-ci allant changer la
surface de la terre, créer des hommes de trente coudées de
haut, construire une ville en or ; celui-là, se préparant à
donner un banquet à l'univers sur une table de mille lieues
de long ; tel autre devant peindre un tableau sur une toile qui
ira de Paris à Fontainebleau ; tel autre encore appelé à guérir tous les malades et même à ressusciter les morts, etc...»

Trouvons-nous dans la syphilis quelque chose de semblable? Certes, non. Il est tout à fait exceptionnel que nous
ayons à noter chez nos malades ce délire spécial de vanité
ou de grandeur. Tout au plus, pour ma part, en ai-je ren-
contré deux ou trois qui parlaient avec quelque emphase
de leur état de santé, de leur vigueur, de leurs exploits de
chasse. En tout cas, les conceptions vaniteuses de nos
syphilitiques, alors même qu'elles méritent d'être qualifiées
de la sorte, sont bien humbles, bien modestes, bien timides,
et bien fugaces aussi, relativement à celles des fous paralytiques. Et d'ailleurs, pour le répéter encore, sinon toujours,
au moins presque toujours, le délire de la syphilis est ab-

solument exempt des divagations ambitieuses propres au délire de la paralysie générale.

Donc, voilà déjà un premier point qui établit une différence essentielle entre les deux états morbides que nous comparons.

II. Venons aux troubles de motilité. Ici encore nous allons avoir à relever des différences aussi multiples qu'importantes.

Un mot d'abord sur le *tremblement*. Sans doute, on observe parfois chez nos syphilitiques des phénomènes de tremblement, vers les mains surtout, vers les membres, quelquefois aussi vers la langue. Mais ce ne sont là, en premier lieu, que des symptômes peu communs, incomparablement moins communs que dans la paralysie générale. Ainsi, le tremblement de la langue est très-rare dans la syphilis; et pour celui de la lèvre supérieure (si fréquent, si spécial chez les fous paralytiques), il y fait presque invariablement défaut; je déclare ne l'avoir jamais observé pour ma part. Puis, quand on vient aux détails, que de différences de part et d'autre comme intensité, comme durée, comme physionomie générale de symptômes! Le tremblement syphilitique est celui qu'on observe dans nombre d'affections cérébrales de tout genre; c'est un tremblement banal, vulgaire. Il n'est en rien comparable, assimilable, à cette trémulence assidue, à ce frémissement fibrillaire, vermiculaire, éminemment caractéristique, qu'on remarque d'une façon si commune aux lèvres et à la langue des paralytiques généraux.

Affaire de degré, dira-t-on peut-être; simple différence du plus au moins. Non pas, répondrai-je; différence au contraire très-réelle et très-accentuée, malaisément descriptible à coup sûr, mais s'accusant plus en fait que dans les mots; différence en tout cas très-formelle cliniquement, plus que suffisante pour frapper un médecin et l'empêcher de confondre des choses très-dissemblables.

Second point. — La syphilis cérébrale est éminemment féconde en troubles moteurs d'ordre *paralytique*. Ces troubles consistent soit en des paralysies vraies, dans toute l'acception du mot (hémiplégie, monoplégie, hémiplégie faciale, paralysies oculaires, etc.) ; soit en des parésies, mais en des parésies non moins véritables, caractérisées par une diminution à des degrés variables de la puissance musculaire. Dans un cas comme dans l'autre, toujours il y a faiblesse du mouvement, toujours atteinte franche portée à la puissance motrice.

Tout autres, inversement, sont les troubles moteurs dans la folie paralytique. Ici, *pas de paralysies vraies*. Et la preuve, c'est que les malades vont et viennent, marchent, courent, jouissent en un mot de la liberté pleine et entière de leurs mouvements, du moins jusqu'à une certaine période. S'ils n'ont cependant que peu de solidité réelle, si leur démarche est parfois hésitante, oscillante, trémulente, accidentée d'ébranlements et même de chutes, ce n'est pas qu'ils soient paralytiques, comme on pourrait le croire ; c'est qu'avec la conservation de leurs forces, ils ont une direction vicieuse, défectueuse, de leur puissance musculaire.

Ecoutez, par exemple, ce qu'en dit M. Marcé, de si regrettable mémoire : « Dans leurs moments d'agitation, on voit ces paralytiques déployer une force considérable, briser des obstacles solides et exiger la présence de plusieurs gardiens pour les contenir.... Donc, la paralysie dont ils sont frappés ne *ressemble à aucune autre*. Cette paralysie n'est qu'un défaut de coordination, un défaut de précision, bien différent de l'abolition de la puissance musculaire (1). »

Ne quittons pas ce qui a trait à la motilité sans signaler encore quelques autres différences, méritant bien d'être relevées. Ainsi :

---

(1) Traité pratique des maladies mentales, Paris, 1862.

1º Dans la syphilis cérébrale, excessive fréquence des *paralysies partielles*, affectant avec une prédilection marquée certaines localisations spéciales dont nous allons bientôt parler. Rien de plus commun, par exemple, que les paralysies oculaires, portant sur la sixième et plus souvent encore sur la troisième paire. Il est même vulgaire (et vous savez quel intérêt diagnostique se rattache à cette particularité) que la syphilis cérébrale soit inaugurée à son début, avant tout autre phénomène, par telle ou telle de ces paralysies partielles, comme un strabisme, un ptosis, une hémiplégie faciale, etc.

Rien de semblable avec la paralysie générale.

2º Dans la syphilis cérébrale, fréquence notable de l'*hémiplégie*, laquelle tantôt apparaît d'une façon passagère dans les premiers temps de l'affection, à la suite d'attaques épileptiques ou d'ictus apoplectiformes, et tantôt succède à divers accidents d'autre forme pour rester permanente, définitive. N'oublions pas aussi que, dans un certain nombre de cas, l'hémiplégie est un des premiers phénomènes par lesquels s'accuse la syphilis du cerveau.

Au contraire, dans la paralysie générale, rareté excessive de l'hémiplégie.

III. Enfin, Messieurs, si nous voulions poursuivre et compléter ce parallèle, que de différences ne verrions-nous pas se dégager encore d'une étude plus approfondie ! Exemples :

1º Différence dans le *mode de début*, l'*évolution*, la *durée*. Pour la syphilis, début fréquent par des ictus apoplectiques et des paralysies soudaines, attestant une lésion cérébrale localisée ; puis, plus tard seulement, invasion de troubles intellectuels. — Pour la paralysie générale, au contraire, troubles intellectuels et moraux ouvrant la scène et préludant aux symptômes de désorganisation cérébrale.

Avec la paralysie générale, cours morbide défini ; —

évolution progressive, souvent assez régulière pour avoir pu être distribuée en trois périodes ; — durée assez fixe, ou du moins ne variant que dans des limites assez restreintes.

Inversement, dans la syphilis cérébrale, pas d'évolution définie, méthodique ; irrégularité de marche ; — variabilité excessive de manifestations et d'incidents ; — variabilité égale comme succession de phénomènes ; — durée impossible à déterminer, même d'une façon simplement approximative.

2° Différences non moins remarquables relativement à l'*état général* des malades. Avec la paralysie générale, conservation de la santé physique ; intégrité surprenante des fonctions nutritives jusqu'à la troisième période ; — état général satisfaisant, souvent parfait ; — appétit intact, souvent même vorace, jusqu'à la gloutonnerie ; — digestions régulières ; — embonpoint, etc.

Dans la syphilis cérébrale au contraire (sinon toujours, au moins pour bon nombre de cas), altération de l'état général, atteinte plus ou moins sérieuse portée à la santé, et cela même parfois dès l'invasion de la diathèse dans le cerveau. Décoloration des téguments, pâleur et teinte terreuse du visage ; — amaigrissement plus ou moins notable ; — modification rapide de l'habitus extérieur, de la physionomie , et modification assez frappante pour que certains auteurs anglais l'aient considérée comme spéciale et décrite comme un type particulier sous le nom de « *syphilitic appearance* ». — En certains cas même, cachexie progressive (le terme n'a rien d'exagéré), s'annonçant dès le début par les phénomènes d'une anémie et d'une dénutrition intenses, particulièrement rebelles , puis ne faisant que s'accentuer davantage, s'exagérer au-delà.

3° Enfin, différence capitale comme *degré de curabilité*. Inutile de dire ce à quoi aboutit comme terminaison la paralysie générale, maladie absolument, essentiellement incurable. — Avec la syphilis cérébrale, au contraire, guérison non pas fréquente assurément, non pas habituelle, mais possible, quelque forme d'ailleurs qu'affecte la maladie. Déjà plusieurs observations existent dans la science, attestant que des malades atteints de paralysie générale syphilitique, ont pu guérir, guérir contre toute prévision, contre toute attente. Je ne vous donne pas certes le cas comme usuel ou commun ; bien loin de là ! Mais enfin — et cela seul est en cause actuellement — la guérison n'est pas rigoureusement impossible. D'ailleurs un autre mode de terminaison bien autrement commun est celui qui, laissant la vie indemne, ne fait qu'intéresser les fonctions d'intelligence. Si regrettable que soit un tel dénouement, il n'est pas moins différent de celui qui clôt la scène de la paralysie générale, puisque du moins il n'est pas incompatible avec la prolongation de l'existence.

Du parallèle des symptômes passons à celui des lésions. Ici encore des différences essentielles vont surgir entre les deux états morbides.

Sans doute, de part et d'autre, les localisations anatomiques sont semblables. Il est irrécusable qu'ici et là ce sont les méninges et la substance grise corticale que nous trouvons affectées. Mais, comme nous l'avons fait pour les symptômes, examinons les choses de plus près, au lieu de nous borner à un examen superficiel, et tout aussitôt des aperçus qui nous avaient échappé se présenteront à nous.

Ainsi, dans la paralysie générale, la lésion prédominante, de l'aveu unanime, réside dans la substance grise, altérée dans une grande étendue, profondément désorganisée, infiltrée, ramollie, dissociée. Les méninges aussi sont bien affectées ; mais, relativement, leurs lésions sont d'importance moindre, subordonnée. Ainsi, la pie-mère présente un certain degré d'injection, d'hyperémie, d'infiltration, mais rien de plus.

Dans la syphilis, au contraire, le fait majeur, prédominant, c'est l'altération des méninges ; et, *relativement,*

l'altération de la substance grise (bien que plus importante,
nécessairement, comme conséquences) paraît moindre.
Cette substance n'est jamais affectée que d'une façon plus
circonscrite, plus localisée, moins étendue, moins diffuse,
que dans la paralysie générale. Les membranes, inversement, sont lésées d'une façon grave. Elles sont adhérentes entre elles, et adhérentes au cerveau. La pie-mère,
notamment, se montre fortement épaissie, opaque, résis-
tante, coriace, voire parfois transformée en une membrane
fibreuse, « comme albuginée, aponévrotique ». Bref, ce qui
domine ici comme lésion, ce qui prend le premier pas
comme altération de tissus, c'est la méningite hyperpla-
sique, la *sclérose méningée*.

IV

Vous le voyez donc, Messieurs, à tous égards, cliniquement et anatomiquement, il est impossible d'assimiler à la
paralysie générale l'état morbide qu'on a imprudemment
décoré du nom de paralysie générale syphilitique.

Sans contredit, ces deux états offrent de curieuses et in-
téressantes analogies comme symptômes et comme lésions.
Au point de vue clinique spécialement (et c'est là ce qui
nous intéresse avant tout, nous praticiens), ils se rapprochent d'une étrange façon. Pouvait-il d'ailleurs en être autrement, puisqu'ils répondent à des localisations identiques?

Mais cela reconnu, à côté des analogies, des rapports,
hâtons-nous, comme c'est justice, de constater les dissem-
blances, et disons :

La paralysie générale syphilitique n'est que l'analogue,
comme symptômes et comme lésions, de la paralysie générale vulgaire ; elle ne lui est pas identique ; elle né saurait
lui être assimilée, non plus même que décrite comme une
de ses dépendances, de ses variétés. Ce qui compose l'état
particulier décrit sous le nom de paralysie générale syphi-

litique, c'est d'une part, anatomiquement, une localisation
éventuelle de la syphilis vers les membranes et les couches
corticales du cerveau ; c'est, d'autre part, cliniquement,
un ensemble de symptômes affectant, en raison de l'analogie des lésions, une analogie véritable, incontestable, avec
l'ensemble symptomatologique de la paralysie générale.
Mais au-delà, rien de plus, et aucun lien plus intime ne
réunit ces deux entités morbides.

Est-ce assez dire qu'une analogie superficielle de lésions
et de symptômes ne saurait impliquer l'identité de nature,
l'assimilation, la fusion nosologique de ces deux types, assurément très-dissemblables? Donc, encore une fois et comme
conclusion dernière, *ce qu'on appelle la paralysie générale
syphilitique n'est pas la paralysie générale vulgaire.*

Cela dit et bien entendu, que maintenant on conserve à l'état
cérébral syphilitique dont il vient d'être question le nom de
paralysie générale, soit ! Je n'y vois nul inconvénient pour
ma part ; bien mieux, j'y vois une raison, celle de ne pas créer
un mot nouveau. D'ailleurs ce terme de *paralysie générale*
a du bon, en ce qu'il rappelle par une dénomination connue
et expressive un certain ensemble anatomique et clinique
que réalise assez souvent la syphilis cérébrale et sur lequel
il n'est que juste d'attirer l'attention par un vocable spécial.

Mieux vaudrait cependant, à mon sens, apporter un léger
amendement à cette qualification, en lui substituant celle
de *pseudo-paralysie générale d'origine syphilitique.* Plus
correcte assurément, cette dernière dénomination, que j'ai
proposée depuis longtemps, réunirait, je crois, le double
avantage et de respecter l'individualité propre de la véritable
paralysie générale, et d'affirmer pour la syphilis (c'est là
l'essentiel) la possibilité de constituer un ensemble morbide
plus ou moins analogue à celui de cette dernière maladie.

VERSAILLES. — TYP. CERF ET FILS, RUE DUPLESSIS, 59

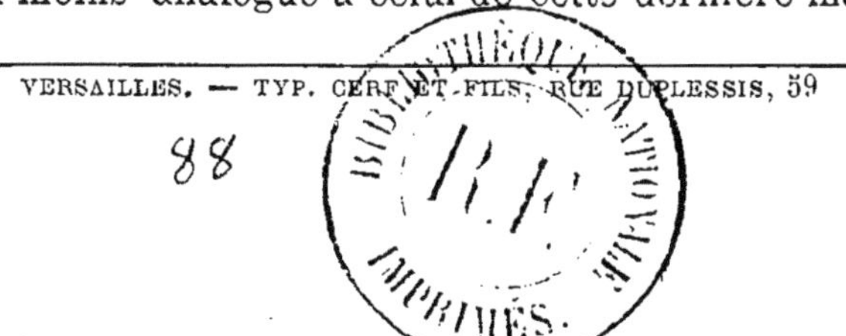

On trouve aux Bureaux du **Progrès Médical**

(DE MIDI A CINQ HEURES).

Béhier. Etude de quelques points de l'urémie (clinique, théories, expériencés), leçons recueillies par H. Liouville et I. Straus. In-8º de 24 pages. 60 cent.

Besson (I.). Dystocie spéciale dans les accouchements multiples. Vol. in-8 de 92 p. — Prix 2 fr. — Pour les abonnés du *Progrès*, 1 fr. 25.

Bétous (I.). Etude sur le tabes spasmodique. In-8 de 48 pages. 1 fr. 50 Pour les abonnés, 1 fr.

Bourneville et Regnard. Iconographie photographique de la Salpétrière. Mode de publication : Chaque livraison comportera de 8 à 16 pages de texte et 4 photographies. — Prix : 3 fr. — Pour les *abonnés* du *Progrès médical* 2 fr. Douze livraisons sont en vente.

Bourneville. Science et miracle : *Louise Lateau* ou la *Stigmatisée belge*. In-8 de 72 pages avec 2 fig. dans le texte et une eau-forte, dessinées par P. Richer. 2 fr. 50. En réimpression. Pour nos abonnés, 1 fr. 50.

Bourneville. Recherches cliniques et thérapeutiques sur l'épilepsie et l'hystérie. In-8 de 200 pages avec 5 fig. dans le texte et 3 planches. 4 fr. Pour nos abonnés. 2 fr. 75

Bourneville. Notes et observations cliniques et thermométriques sur la fièvre typhoïde. In-8º compacte de 80 pages, avec 10 tracés en chromo-lithographie. 3 fr. Pour nos abonnés, 2 fr.

Bourneville et L. Guérard. De la sclérose en plaques disséminées. Vol. gr. in-8 de 240 p. avec 10 fig. et 1 pl. 4 fr. 50. — Pour nos abonnés. 3 fr.

Bourneville et Voulet. De la contracture hystérique permanente ou appréciation scientifique des miracles de Saint-Louis et de Saint-Médard. In-8º. 2 f. 50. Pour nos abonnés, 1 fr. 75

Budin (P.). De la tête du fœtus au point de vue de l'obstétrique. Recherches cliniques et expérimentales. Gr. in-8 de 112 pages, avec de nombreux tableaux, dix figures intercalées dans le texte, 36 planches noires et une planche en chromo-lithographie. Prix : 10 fr. Pour les abonnés du *Progrès*, 6 fr. franco.

Chabbert (L.). De l'anthrax des lèvres, ses complications, son traitement. Paris 1877, in-8 de 44 pages. — Prix : 1 fr. 50 ; pour les abonnés du *Progrès*, 1 fr.

Charcot (J.-M.). Leçons sur les maladies du système nerveux, faites à la Salpétrière, recueillies et publiées par Bourneville. Tome II : *Des anomalies de l'ataxie locomotrice ; — De la compression lente de la moelle épinière* (mal de Pott, cancer vertébral, etc.) ; — *Des amyotrophies* (paralysie infantile, paralysie spinale de l'adulte, atrophie musculaire protopathique, sclérose des cordons latéraux, etc.). — *Tabes dorsal spasmodique ; — Hémichorée post-hémiplégique ; — Paraplégies urinaires ; — Vertige de Ménière ; — Epilepsie partielle d'origine syphilitique ; — Athétose ; — Appendice, etc.* — Prix : 14 fr.; pour les abonnés du *Progrès médical*, 10 fr.

Charcot (J.-M.). Leçons sur les localisations dans les maladies du cerveau, recueillies et publiées par Bourneville. In-8 de 168 pages avec 45 figures dans le texte. Prix : 5 fr. Pour les abonnés, 4 fr. *franco.*

Charcot (J.-M.). Leçons sur les maladies du foie, des voies biliaires et des reins, faites à la Faculté de médecine de Paris, recueillies et publiées par Bourneville et Sevestre. Un volume in-8 de 400 pages, orné de figures et de sept planches chromo-lithogr. — Prix : 10 fr. Pour les abonnés du *Progrès médical*, 7 fr.

Cornillon (J.). La folie des grandeurs. In-8 de 60 pages. 2 fr. 50. — Pour nos abonnés, *franco.* 2 fr.

Cornillon (J.). De la contracture uréthrale dans les rétrécissements péniens. In-8º de 60 pages. 1 fr. 50. Pour nos abonnés, 1 fr.

Miot. De la myringodectomie ou perforation artificielle du tympan. In-8 de 169 pages avec 16 figures intercalées dans le texte. — Prix : 3 fr. 50, pour les abonnés du *Progrès médical*, 2 fr. 50.

VERSAILLES. — IMPRIMERIE CERF ET FILS, RUE DUPLESSIS, 59.